BEI GRIN MACHT SICH IHR WISSEN BEZAHLT

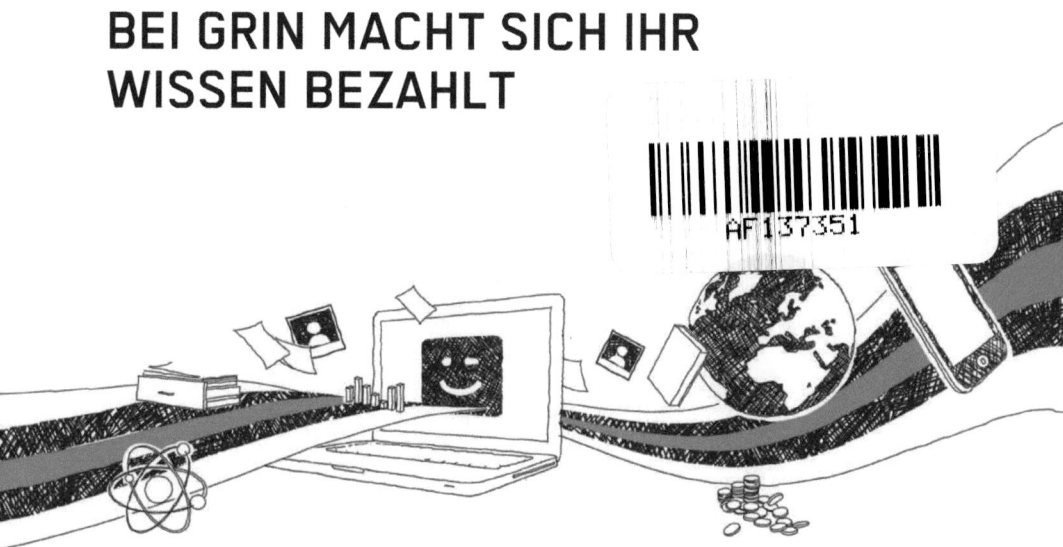

- Wir veröffentlichen Ihre Hausarbeit,
  Bachelor- und Masterarbeit

- Ihr eigenes eBook und Buch -
  weltweit in allen wichtigen Shops

- Verdienen Sie an jedem Verkauf

Jetzt bei www.GRIN.com hochladen und kostenlos publizieren

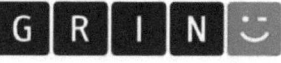

Pflegerobotik in der Praxis. Können Roboter Routineaufgaben übernehmen?

Sara Walther

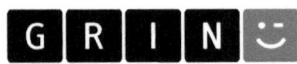

Bibliografische Information der Deutschen Nationalbibliothek:

Die Deutsche Nationalbibliothek verzeichnet diese Publikation in der Deutschen Nationalbibliografie; detaillierte bibliografische Daten sind im Internet über http://dnb.d-nb.de abrufbar.

ISBN: 9783346855282
Dieses Buch ist auch als E-Book erhältlich.

© GRIN Publishing GmbH
Trappentreustraße 1
80339 München

Druck und Bindung: Books on Demand GmbH, Norderstedt Germany
Gedruckt auf säurefreiem Papier aus verantwortungsvollen Quellen

Das vorliegende Werk wurde sorgfältig erarbeitet. Dennoch übernehmen Autoren und Verlag für die Richtigkeit von Angaben, Hinweisen, Links und Ratschlägen sowie eventuelle Druckfehler keine Haftung.

Das Buch bei GRIN: https://www.grin.com/document/1349920

Studiengang Gesundheits- und Pflegepädagogik (M.A.)

2. Semester

Seminararbeit

Pflegeroboter übernehmen Routineaufgaben in der Langzeitpflege

Vorgelegt am   4. März 2022

Vorgelegt von   Sara Walther

Inhaltsverzeichnis

I. Abbildungsverzeichnis

II. Abkürzungsverzeichnis

DSGVO	Datenschutz-Grundverordnung

1. Einleitung

Bisher übernahm das Pflegefachpersonal alle anfallenden pflegerischen Maßnahmen, sodass die spezifischen Pflegesituationen ohne etablierte Unterstützung von Pflegerobotersystemen durchgeführt wurden (Kreis, 2018, S. 216). Im Rahmen der Globalisierung und der Zunahme des demografischen Alters, ist eine Veränderung der Bevölkerungspyramide zu erkennen. Das zunehmende Alter wird stark durch die Geburtenrückgänge angehoben und gleichzeitig steigt die Lebenserwartung der älteren Menschen (Loidl, 2018, S. 11). Die Statistik zur Bevölkerungsvorausberechnung für Deutschland zeigt, dass der Anteil dieser hochbetagten Menschen in den kommenden Jahrzehnten weiter zunehmen wird. Die Bevölkerungsgruppe, welche die höchste Wahrscheinlichkeit der Pflegebedürftigkeit aufweist ist die Kategorie der alten Menschen über 79 Jahre (Famira-Mühlberger & Firgo, 2014, S. 644). Im Jahr 2022 gibt es laut statistischen Bundesamt 670.000 Personen im Alter von 79 Jahren und diese Bevölkerungsdichte nimmt in den nächsten Jahren zu. Im Jahr 2040 sind es nach heutigen Berechnungen 973.000 Personen in dieser Alterskategorie. Somit ist ein Zuwachs von 30 % zu verzeichnen. Wohingegen die die Alterskohorte der unter 60-jährigen deutlich abnimmt (Destatis, 2022). Daraus kann ein Zuwachs an Pflegeheimeinzügen resultieren und der Bedarf an Pflegefachpersonal im ambulanten sowie stationären Setting steigt und spielt somit eine tragende Rolle für das Zeitalter der Pflege (Jorzig & Sarangi, 2020, S. 151). Durch den Zuwachs pflegebedürftiger Menschen steigt auch die psychische und körperliche Arbeitsbelastung des pflegerischen Personals. In den letzten Jahren zeigten sich hohe Arbeitsbelastungen und daraus resultierende hohe Fluktuationen des Pflegefachpersonals vor allem im Bereich der Altenpflege (Loidl, 2018, S. 18). Durch den Einsatz von Pflegerobotern und die zunehmende Digitalisierung können sich pflegerische Tätigkeiten verändern, Pflegefachpersonal kann entlastet werden und das Berufsbild gestaltet sich offener und entwickelt sich weiter (Ammerwerth, 2020, S. 6).

Robotik in der Pflege ist ein sehr umfangreiches, weitgefächertes Thema, welches nur ansatzweise in dieser Seminararbeit bearbeitet wird. Aus diesem Grund kommt es zu einer Abgrenzung des Themas. Ziel der hier vorliegenden Arbeit ist es, herauszufinden ob Pflegeroboter genuin pflegerische Routineaufgaben übernehmen können und wenn ja welche. Des Weiteren spielt die damit verbundene Datensicherheit und Privatsphäre eine große Rolle.

Im ersten Abschnitt der Arbeit kommt es zur allgemeinen Darstellung der Robotik in der Pflege. Wichtig ist hier, dass das Verständnis für die Begrifflichkeit der Robotik beschrieben wird sowie die unterschiedlichen Einsatzbereiche der Roboter abgebildet werden. Weiterhin wird die pflegerische Relevanz von Robotern in der Pflege von professionellen Pflegenden untersucht und dargestellt. Im nachfolgenden Kapitel wird sich auf den Einsatz von Pflegerobotern fokussiert, die das Pflegefachpersonal körperlich sowie geistig entlasten sollen. Hierfür werden zwei Pflegeroboter näher dargestellt. Im letzten Abschnitt werden die rechtlichen Aspekte hinsichtlich des Medizinproduktegesetzes beleuchtet sowie das Thema der Privatsphäre. Im Verlauf der Arbeit wird aus Gründen der besseren

Lesbarkeit ausschließlich die maskuline Form verwendet. Diese bezieht sich immer zugleich auf die männliche, weibliche sowie diverse Person.

2. Robotik in der Pflege

Nicht nur in Europa kommt es zu einem zunehmenden Anstieg der alternden Bevölkerung, sondern auch Japan hat mit dem demografischen Wandel und somit der starken Überalterung zu kämpfen. Japan gilt als eine der führenden Industrienationen und stellt sich als Vorreiter der Robotertechnik dar. Schon früh wurde erkannt, dass Pflegefachpersonal durch Robotertechnik in Bereichen der pflegerischen Routineaufgaben entlastet werden kann (Jorzig & Sarangi, 2020, S. 151). Die Begrifflichkeit „Pflegeroboter" lässt sich nicht eindeutig nach eingehender Literaturrecherche definieren, da sie sich nach Art und Fähigkeiten unterscheiden (Pijetlovic, 2020, S. 39). Laut van Wynsberghe (2013, S. 409) werden Pflegeroboter in Kliniken, langzeitstationären- sowie ambulanten Einrichtungen eingesetzt bzw. von Pflegefachpersonal oder Pflegebedürftigen angewendet. Die Pflegeroboter sind flexibel je nach Anwendungsgebiet, Anwendungszweck und den Bedürfnissen der Nutzer anwendbar (Pijetlovic, 2020, S. 39). In der im Jahr 2018 veröffentlichten Umfrage des Digitalverbands Bitkom kommt es zu einer mehrheitlichen Zustimmung für den zukünftigen Einsatz von Pflegerobotern. Von den 1000 Befragten rechnen 57% damit, dass sich bis ins Jahr 2028 die Pflegeroboter durchsetzen. Sie sollen Pflegefachpersonal bei schweren Arbeiten unterstützen, etwa mit Hilfe von Roboterarmen. Wichtig ist hierbei Synergieeffekte zwischen der modernen Technik und dem Datenschutz sowie der Privatsphäre entstehen zu lassen (VDI Nachrichten, 2018, S. 8).

Im nachfolgenden Kapitel werden die unterschiedlichen Roboterarten und deren Tätigkeitsfeld näher dargestellt. Außerdem wird die pflegerische Relevanz für die Pflegefachkräfte erläutert.

2.1 Einsatzfelder für Robotersysteme

Robotersysteme können in verschiedenen Bereichen zum Einsatz kommen. Wichtig ist aber zu erwähnen, dass die Technologie noch nicht im vollem Umfang die Marktreife erreicht hat. Erfahrungen aus der Praxis sind eher rudimentär (Kubek, 2020, S. 17). Der Markt an Robotersystemen ist sehr weit gefächert. Nach Klein et al. (2018, S. 12) werden Roboter in drei Kategorien unterteilt: Roboter, welche im Bereich der Rehabilitation eingesetzt werden, Roboter zur Unterstützung im häuslichen Setting und Roboter zur Unterstützung des Pflegepersonals. Vorrangig sind hier die Roboter für die Heimpflege zu benennen und somit die technologischen Systeme zur Unterstützung von Pflegefachpersonal zu fokussieren (Alaiad & Zhou, 2014, S. 825). In der nachfolgenden Abbildung werden Robotersysteme zur Unterstützung von Pflegefachpersonen näher dargestellt.

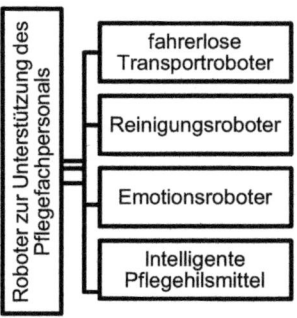

Abbildung 1: Robotersysteme zur Unterstützung des Pflegefachpersonals (eigene Darstellung, 2022 in Anlehnung Pijetlovic, 2020, S. 41)

Zu den Robotersystemen, die zur Unterstützung für das Pflegefachpersonal dienen sollen, zählen fahrerlose Transportsysteme aus dem Logistikbereich. Hier können z.B. Lebensmittel bzw. Mahlzeiten aus der Küche in Containersystemen auf den jeweiligen Stations- bzw. Wohnbereich transportiert werden ohne einen erhöhten Personalaufwand. Weiterhin werden Transportroboter für die Besorgung von Materialien genutzt, welche im Materiallager untergebracht sind (Merda et al., 2017, S. 87). Hierbei ist der intelligente Pflegewagen vom Frauenhofer-Institut zu benennen. Dieser intelligente Transportroboter navigiert autonom und kann Aufzüge problemlos nutzen. Betrachtet man dies aus der Perspektive der Pflegefachperson, so kann es zu einer deutlichen Zeitersparnis kommen. Durch diese entstehende Zeitressource können Aufgaben wie z.B. die Dokumentation von verbrauchten Pflegeutensilien über das integrierte Touchscreen eingegeben werden (Graf & Baumgarten, 2019, S. 300). Ein zweiter Bereich stellt der Reinigungsroboter dar. Diese Robotersysteme können Desinfektionen von Zimmern der zu Pflegenden durchführen, welche mit Viren und Bakterien besiedelt sind. In Zeiten der Pandemie können sich solche Desinfektionsroboter frei in Kliniken sowie Pflegeheimen bewegen und Pflegefachpersonal bei den aufwendigen Reinigungsarbeiten und den Quarantänevorschriften unterstützen sowie die zu Pflegenden vor Keimübertragungen schützen (Lang, 2020, S. 64). Ein weiterer wichtiger Aspekt in der Pflegebeziehung zwischen dem Pflegenden und der Pflegefachperson ist die Zuwendung. Emotionale Robotersysteme, welche mit verschiedenen Berührungssensoren ausgestattet sind können den zu Pflegenden teilweise Zuwendung und Aufmerksamkeit schenken. Diese Emotionsroboter kommen z.B. bei Demenzerkrankten zum Einsatz. Über diese Form der Robotik versucht man einen kommunikativen Zugang zu den betroffenen zu bekommen, wenn das Pflegefachpersonal keinen Zugang bekommt. Ein Beispiel hierfür ist die Stoffrobbe „Paro" (Jorzig, 2020, S. 151-152). Der letzte Bereich umfasst die intelligenten Pflegehilfsmittel. Diese Pflegehilfsmittel verfügen über eine intelligente Assistenzfunktion. Sie können bei einem schweren Transfer von einer Pflegeperson Unterstützung leisten, damit das Pflegefachpersonal entlastet wird. Hierfür gibt es intelligente Liftersysteme, die ebenfalls autonom navigieren und bei einer konkreten Positionierung den Nutzer unterstützen. Diese intelligenten Robotersysteme sind multifunktional und können mehrere einfachere Liftersysteme ersetzen (Graf & Baumgarten, 2019, S. 300). Eine zusätzliche physische Entlastung stellt das Pflegebett von Panasonic dar. Hierbei handelt es sich um ein Pflegebett, welches sich mittels Sprachbefehl in einen Rollstuhl umwandelt (Becker et al., 2013, S. 43). Intelligente Pflegehilfsmittel können mit weiteren grundpflegerischen Interventionen in Verbindung gebracht werden. Ein Beispiel dafür ist der „MY SPOON" Roboter. Es handelt sich um eine Fütterhilfe. Hier kann dem zu Pflegenden das Essen durch eine intelligente Assistenzfunktion angereicht werden. Weiterhin werden im geriatrischen Bereich Roboterwannen angeboten, welche den zu Pflegenden automatisch Einseifen und Duschen (Pijetlovic, 2020, S. 63). Für weitere zeitliche Ressourcen sorgen autonome mobile Roboter, welche Getränke oder Snacks den zu Pflegenden auf Knopfdruck ausgeben bzw. diese auf das Zimmer bringen (Graf & Baumgarten, 2019, S. 300).

2.2 Pflegerische Relevanz aus Sicht der professionell Pflegenden

Untersucht man Studienergebnisse aus dem Jahr 2008 bis 2016, so lässt sich feststellen, dass Pflegefachpersonen nur wenig Vorstellungsvermögen mitbringen, in welchen Bereichen Robotik angewendet werden kann. Daraus resultiert eine Negativierung gegenüber der Robotertechnik. Je mehr die Robotertechnik in die pflegerischen Routineaufgaben einbezogen wird, desto höher ist die Skepsis und die damit verbundene Akzeptanz gegenüber der modernen Technologie.

Im Jahr 2008 wurde eine Bedarfsanalyse für den Einsatz von Pflegerobotersystemen in einer deutschen Pflegeeinrichtung durchgeführt. Hier zeigte sich, das Pflegende den Einsatz von Pflegerobotern als positiv empfinden, wenn diese Routinetätigkeiten übernehmen. Gleichzeitig reduziert sich hierbei die körperliche Beanspruchung bei den Pflegenden. Auf der anderen Seite werden Bedenken durch die Pflegenden geäußert. Sie haben aufgrund der Rationalisierung Angst um ihre Arbeitsplätze (Compagna et al., 2009, S. 4). Betrachtet man Robotik im Jahr 2010 aus ethischer Sicht, so kommen die Pflegenden oft zu dem Entschluss, dass Robotik aufgrund der Unmenschlichkeit als nicht umsetzbar ist (Classen et al., 2010, S. 217). Eine weitere Studie beschäftigte sich im Jahr 2011 mit der Akzeptanz von Medikamentenrobotern. Hier konnten die Pflegefachkräfte eine deutliche Zeitersparnis erkennen und aus diesem Grund vergrößerte sich die erst sehr niedrige Akzeptanz (Summerfield et al., 2011, S. 77). Schaut man auf die letzten acht Jahre zurück, so hat sich im Jahr 2016 in einer neuen Erhebung feststellen lassen, dass Arbeitsplatzverluste der Pflegenden nicht begründet sind. Denn durch Beobachtungen im Einsatz von Pflegerobotern stellt sich heraus, dass technische Systeme Grenzen haben und das Pflegefachkräften weiterhin ein hoher Stellenwert in der Pflege zugeschrieben wird (Merda et al., 2017, S. 77).

Das Projekt „Pflege 4.0", welches im Dezember 2016 durch die Berufsgenossenschaft für Gesundheitsdienst und Wohlfahrtspflege, dem Bundesministerium für Arbeit und Soziales sowie der Offensive Gesund Pflegen initiiert wurde, steht für den Fortschritt der Robotik-Technologie und deren

Entwicklungspotenzial. Vertreter aus unterschiedlichen Branchen sprechen über die Leistungsfähigkeit von Pflegerobotern. Laut den Workshopteilnehmern besteht nach dem aktuellen Kenntnisstand, aus dem Jahr 2016, eine realistische Chance für emotionale Robotik. Diese Denkweise hat sich gewandelt (siehe Classen, 2010). Pflegepersonen, die täglich mit demenzerkrankten Menschen zusammenarbeiten, müssen ständig wiederholende Rückmeldungen geben oder Bitten äußern. Dies kann die Geduld der Beschäftigten stark beanspruchen. Aus diesem Grund können Emotionsroboter auf ständig wiederholende Fragen von zu Pflegenden konditioniert werden und somit das Pflegefachpersonal psychisch entlasten. Weiterhin können sich die Teilnehmer für die Zukunft Exoskelette zur Unterstützung bei Bewegungsabläufen und der Positionierung von zu Pflegenden vorstellen (Merda et al., 2017, S. 87). Einige dieser Robotertechniken sind noch nicht ausgereift und aus diesem Grund für die Zielgruppe der Pflegenden noch nicht marktreif. Da der Markt der Robotik für die Fokusgruppe nur sehr schwer zu überschauen ist, kann es nur schwer zu einer flächendeckenden Einführung von Pflegerobotern kommen. Wichtig ist laut der Workshopteilnehmern außerdem, dass eine Akzeptanz gegenüber der modernen Technologie geschaffen wird. Dies kann durch Öffentlichkeitsarbeit erreicht werden. Ziel des Einbezugs von robotischen Systemen soll es sein, Pflegefachkräfte psychisch sowie physisch zu entlasten. Der Roboter soll den Menschen nicht ersetzen, sondern unterstützend im pflegerischen Setting etabliert werden (Merda et al., 2017, S. 88).

3. Pflegeroboter in der stationären Langzeitpflege

Im Rahmen einer Care Studie in einer Senioreneinrichtung in Gallsbach, wurde eine quantitative Befragung durchgeführt. An der Befragung haben 43 Pflegefachkräfte und 10 pflegeferne Mitarbeiter teilgenommen. Die Rücklaufquote der Fragebögen liegt bei den Pflegefachkräften bei 46% und bei den pflegefremden Mitarbeitern bei 36%. Ziel der quantitativen Befragung ist es, herauszufinden inwieweit Pflegeroboter das Pflegepersonal bei Pflegetätigkeiten unterstützen und gleichzeitig entlasten können. Weiterhin wurde die Akzeptanz und somit die subjektive Einstellung gegenüber der modernen Technologie erfragt (Loidl, 2018, S. 99).

Bei der quantitativen Befragung stellte sich heraus, dass das Personal eher eine zurückhaltende Erwartung gegenüber Transport- bzw. Servicerobotern hat. Das Pflegefachpersonal ordnet ca. ein Drittel der anfallenden Pflegetätigkeiten einem pflegefernen Bereich zu und dafür fühlen sich knapp 30% überqualifiziert. Trotz diesem Empfinden, sehen nur 30% des Personals die intelligenten Roboter als Bereicherung und schenken diesen Vertrauen in der autonomen Arbeit. Bei pflegenahen Arbeiten ist die Akzeptanz deutlich geringer und liegt nach Umfragen bei 1%. Trotz der zurückhaltenden Einstellung gegenüber Transport- und Servicerobotern in der langzeitstationären Pflege, ist der Einsatz kleinerer Technologien denkbar. Hierzu zählen Smartwatches oder Smartphones, welche Daten an das Pflegefachpersonal übertragen. Dies kann mehr Zeitressourcen schaffen, indem Dokumentationen wegfallen oder Laufwege durch die Einrichtung reduziert werden. Weiterhin besteht die Möglichkeit eine aktuelle Abfrage von Vitalparametern oder Blutzuckerwerten durchzuführen. Somit steigt die Sicherheit und Notfallsituationen können reduziert werden. Weitere denkbare Daten können Standortbestimmungen, biografische Informationen, Vorlieben oder Bedürfnisse des zu Pflegenden sein (Loidl, 2018, S. 101). Vor allem in der Gerontologie können diese Funktionen bei Demenzerkrankten von großer Bedeutung sein. Hier ist aber der Datenschutz und somit die Privatsphäre kritisch zu bewerten. Den direkten Einsatz von Transport- und Servicerobotern sind für ein Drittel der Pflegefachkräfte denkbar. Diese werden nach Akzeptanzgraden hierarchisiert. Das Pflegepersonal kann sich folgende Tätigkeiten für die Verwendung eines Roboters vorstellen: Haushaltshilfen, Materialbeschaffungen, Aktivierungen bzw. Beschäftigungen bei den zu Pflegenden, Orientierungshilfen sowie Transportdienste zur Abholung oder Lieferung. Zusammenfassend lässt sich sagen, dass das Pflegefachpersonal einen Mehrwert für den zu Pflegenden und sich selbst sehen muss. Damit würde der Einsatz von intelligenten Hilfsmitteln, Emotions- oder Transportrobotern im Pflegealltag mehr akzeptiert und selbstverständlicher angenommen werden (Loidl, 2018, S. 102). Kein Robotersystem eignet sich aktuell im flächendeckenden Einsatz in deutschen Pflegeheimen. Hierfür benötigt es eine Weiterentwicklung der Technologie und eine Transparenz seitens der Nutzer (Loidl, 2018, S. 103).

In den nachfolgenden Kapiteln werden zwei unterschiedliche Robotersysteme vorgestellt, welche in anderen Ländern im Altenheim schon zum Einsatz kommen. Dies kann für Deutschland weitergedacht werden und soll einen kleinen Einblick über mögliche Routineaufgaben geben, die das Pflegefachpersonal entlasten könnte.

3.1 „Robear" der Pflegebär für den Transfer

Japan gilt als Vorreiter der modernen Technologie und ist seit langer Zeit von einer zunehmenden alternden Bevölkerung betroffen. Wird dieses Problem nicht angegangen sind enorme Folgen für die Betroffenen, den Berufsstand und das Gesundheitssystem abzusehen. Aus diesem Grund stellt sich Japan der Herausforderung und nutzt das eigene Know-how um intelligente Robotersysteme zu entwickeln, welche vor allem Pflegefachpersonen entlasten sollen (Davies, 2016, S. 59). Durchschnittlich 40-mal pro Tag führen Pflegende einen Transfer vom Bett in den Rollstuhl oder in ähnliche Hilfsmittel durch (Wilkinson, 2015). Daraus ergibt sich, dass Personen aus dem pflegerischen Setting oftmals mit Rückenschmerzen zu kämpfen haben und daher der Wunsch besteht entlastende Unterstützung bei schweren Aufgaben wie das Heben, Tragen oder Positionierungswechsel von zu Pflegenden zu erhalten (Davies, 2016, S. 59). Dieses Problem kann „Robear" (s. Anhang A), ein Roboter mit einem eisbärähnlichen Gesicht teilweise ändern. Seine Konstruktion besteht aus Plastik und Metall. Die Aufgabe von „Robear" ist es Transfertätigkeiten für Pflegebedürftige zu übernehmen, die nicht mehr selbstständig aus dem Bett kommen. „Robear" kann zu Pflegende aus dem Bett heben und gleichzeitig auch wieder ins Bett zurücklegen. Ein Transfer in den Rollstuhl ist mit dem intelligenten Robotersystem ebenfalls möglich. „Robear" kann eine komplette Übernahme des Transfers gewährleisten oder eine Unterstützung und somit Ressourcenförderung bei dem zu

Pflegenden erzielen (Davies, 2016, S. 60). Sein Gesamtgewicht beträgt 140 kg. Durch seine flexiblen Gelenke kann er sich sehr schnell bewegen und präzise eingreifen. Die Bewegungsabläufe sollen möglichst sanft und vor allem sicher stattfinden. Viele verschiedene Sensoren, darunter Drehmomentsensoren ermöglichen einen sicheren und gefahrenarmen Transfer des zu Pflegenden. Stabilität erhält „Robear" durch seine Beine, welche ihn vor dem Umfallen bewahren. Angepasst auf die Pflegesituation können die Beine auch noch weiter ausgefahren oder ganz zurückgezogen werden. Dieses erleichtert schwierige Wendemanöver in engen Bewohnerzimmern (Wilkinson, 2015). Laut dem Forschungsleiter Dr. Toshiharu Mukai ist es noch ein weiter Weg bis „Robear" flächendeckenden in den Pflegeheimen eingesetzt werden kann. Ein Grund hierfür sind die komplexen Wartungen, die für den praktischen Einsatz hinderlich sind (Davies, 2016, S. 61). Dr. Toshiharu Mukai führt das Forschungsprojekt jetzt an der Meijo Universität fort, um „Robear" bis zur Produktreife weiterzuentwickeln (Wilkinson, 2015).

3.2   „Paro" die Stoffrobbe in der Geriatrie

Auch emotionale Robotik gewinnt immer mehr an Bedeutung und kann unter bestimmten Bedingungen sehr viel Potenzial aufweisen, vor allem in der langzeitstationären Pflege von Demenzerkrankten (Merda et al., 2017, S. 99). Geborgenheit und soziale Berührungen von Mensch zu Mensch bereiten Freude und erwärmen das Herz jedes Individuums (Geva et al., 2020, S. 1). Die Roboterrobbe „Paro" (s. Anhang B) ist eines der bekanntesten tierischen Robotersysteme und wird bei der Interaktion mit zu Pflegenden eingesetzt, welche eine progrediente Demenz aufweisen. Durch Berührungen können positive Impulse stattfinden und das Wohlbefinden wird gesteigert. Damit es zu einer Weiterentwicklung von tierischen Robotersystemen kommen kann, untersuchte man im Jahr 2017 mittels einer Studie, inwieweit Berührungsgesten in der Interaktion mit „Paro" wichtig für Demenzerkrankte sind. Die Expertengruppe besteht aus fünf Teilnehmern, die mit „Paro" arbeiten sowie die Laiengruppe mit vier Teilnehmern, welche ohne Stoffrobbe arbeiten. Die Studienergebnisse, die in einem geriatrischen psychiatrischen Setting durchgeführt werden ergaben, dass die Menschen mit Demenz ein gesteigertes Wohlbefinden aufweisen. Außerdem sind sie abgelenkt und problematische Verhaltensweisen oder Kommunikationen können unterbrochen werden. Die Demenzerkrankten kommunizieren wertschätzend und führen liebevolle Berührungen an der Stoffrobbe durch. Etwas kritischer ist die auditive Reaktion von „Paro" zu beurteilen. Laut Beobachtungen kommt es zur Überstimmulierung der zu Pflegenden. Aus der Studie geht schlussendlich hervor, dass der Einsatz von „Paro" nicht das breitgefächerte Publikum anspricht. Vor allem nicht gesunde ältere Menschen, die noch im häuslichen Umfeld wohnen. Der gezielte Einsatz im Demenzbereich ist gut vorstellbar. Grundvoraussetzung ist eine Weiterentwicklung der intelligenten Interaktionen und Sprachausgaben, um den Bedürfnissen der zu Pflegenden gerecht zu werden. Des Weiteren muss es zur Anpassung der Reaktionsmodalitäten und des Aussehens von „Paro" kommen. Hierbei ist es wichtig sich an der Zielgruppe der Demenzerkrankten zu orientieren (Jung et al., 2017, S. 1).

„Paro" ist mittlerweile in der achten Generation auf dem Markt. Seit dem Jahr 2003 werden die tier-ähnlichen Roboter kontinuierlich weiterentwickelt. „Paro" hat sich in Japan und ganz Europa etab-liert. Neben den oben genannten Ergebnissen aus der Studie, kommt es zu weiteren positiven Aus-wirkungen. „Paro" wirkt deeskalierend und reduziert Spannungen zwischen Pflegenden und De-menzerkranken. Weiterhin wirkt die Robbe entspannend und motivierend zugleich. Letztendlich ver-bessert „Paro" die Sozialisierung der zu Pflegenden untereinander und schützt vor Isolation. „Paro" kann durch fünf Sensor-Typen Informationen aus seiner Umgebung und der Interaktion mit dem Menschen sammeln und verarbeiten: Tast-, Licht-, Audition-, Temperatur- und Haltesensoren. Durch den Audiosensor hört „Paro" Stimmen oder Wörter. Er nimmt Lob und die Namen der zu Pflegenden wahr. Weiterhin fühlt er sich gestreichelt oder grob behandelt durch die taktilen Sensoren. Die Hal-tesensoren vermitteln „Paro" Sicherheit und Geborgenheit. Er ist lernfähig und kann sich an seine Nutzer anpassen. „Paro" konditioniert Verhaltensabläufe und versucht aus Berührungsabläufen zu lernen. Tritt „Paro" in Interaktion mit Menschen, so wirkt er echt und lebendig. Er bewegt Kopf, Beine und macht Geräusche. Die Imitation einer echten Baby-Sattelrobbe gelingt ihm auch. Dadurch wer-den noch mehr Emotionen bei den älteren Menschen hervorgerufen. So haben sie das Gefühl ge-braucht zu werden und auf jemanden aufpassen zu müssen (PARO Therapeutic Robot, 2014). Aus hygienischer Sicht ist die Stoffrobbe unbedenklich. Das Kunstfell ist antibakteriell, schmutzabwei-send und verliert nur kaum Haare. Aus diesem Grund kann „Paro" lange gepflegt werden. Zu Pfle-gende mit einen Herzschrittmacher können die Stoffrobbe auch ohne Bedenken nutzen, denn es ist ein elektromagnetisches Schild eingebaut. Langzeitexperimente zeigen, dass die Haltbarkeit und Sicherheit von „Paro" gegeben ist (Seal-Type Therapeutic Robot, n.d.).

4. Umgang mit sensiblen Daten, Autonomie und Privatsphäre

Nicht nur das pflegerische Personal, sondern auch Reinigungsfachkräfte oder Auszubildende sowie Praktikanten bewegen sich im nahen Umfeld von zu Pflegenden. Wenn es zu einer Etablierung von Robotersystemen kommen soll, muss allen bewusst werden, dass Roboter eng am Menschen ar-beiten und somit das Thema Datenschutz und Privatsphäre eine große Rolle spielt. Durch Roboter-systeme werden personelle Aktivitäten aufgezeichnet und wenn eine entsprechende Programmie-rung vorgenommen wird, dann verfolgt der Roboter den Allgemeinzustand der zu Pflegenden. Es kommt zu Aufzeichnungen von Vitalparametern und Blutzuckerwerten, welche an ein Dokumentati-onssystem weitergeleitet werden. Im Fall der Stoffrobbe „Paro" werden Konversationen durch die Sensoren, Kameras und Mikrofone aufgezeichnet. Transportroboter fahren über den Wohnbereich und diese können das Gesprochene wahrnehmen und aufzeichnen. Robotersysteme wie „Robear" sind auch sehr nah am zu Pflegenden und können daher nicht nur den Datenschutz brechen, son-dern es stellt auch ein Einschnitt in die Privatsphäre dar.

In den nachfolgenden Kapiteln werden die datenschutzrechtlichen sowie die kritischen Aspekte der Privatsphäre beurteilt.

4.1 Gesetzliche Grundlagen zur Datensicherheit

Der Einsatz von Pflegerobotern erfüllt in erster Linie den Zweck der Gesundheitsversorgung. Daraus resultierend können Robotersysteme auf aktuelle Gefühlslagen, Krankheitsverläufe oder Medikamentenpläne zugreifen. Somit kommt es zur Übermittlung von sensiblen Gesundheitsdaten, die sehr diskret verarbeitet werden müssen. Laut der Datenschutz-Grundverordnung (DSGVO) liegen fünf offizielle Artikel vor, die den rechtlichen Rahmen bilden. Artikel 6 der DSGVO legt fest, dass eine Einwilligung des zu Pflegenden sowie eine vertragliche Vereinbarung vorliegen muss. Weiterhin muss die Verarbeitung der Daten im öffentlichen Interesse liegen oder im Interesse der Verantwortlichen. Grundsätzlich gilt, dass die Verarbeitung von Gesundheitsdaten untersagt ist (Jorzig & Sarangi, 2020, S. 134). Im Falle des Artikel 9 Abs. 2 der DSGVO kann es zu verschiedenen Ausnahmen kommen, welche von diesem Grundsatz abweichen. Daten, die für die Arbeitsmedizin, für medizinisch-diagnostische Maßnahmen oder die Behandlung bzw. Versorgung im Gesundheits- und Sozialbereich verwendet werden, sind eher durch den Gesetzgeber begründbar. Des Weiteren ist es wichtig, dass die Informationen, Kommunikationen sowie Mortalitäten für die Ausübung der Rechte der zu Pflegenden transparent gemacht werden. Das beschreibt der Artikel 12 der DSGVO. Die jeweiligen Informationen müssen in einer adäquaten, verständlichen, unkomplizierten und klaren Sprache dargestellt werden (Jorzig & Sarangi, 2020, S. 136). Aufbauend auf dieser Kommunikationsebene ist der Verantwortliche verpflichtet alle Informationen, die bei der Erhebung notwendig sind, den zu Pflegenden mitzuteilen. Der Verantwortliche übermittelt seine Kontaktdaten, den Zweck, für den die Daten genutzt und verarbeitet werden sowie eventuelle Absichten die Daten an Dritte weiter zu übermitteln. Der zu Pflegende hat das Recht zur Beschwerde und kann die Dauer der gespeicherten Daten unter bestimmten Bedingungen festlegen (Jorzig & Sarangi, 2020, S. 137). Bestehen bestimmte Gründe, welche im Artikel 17 der DSGVO verankert sind, hat der Betroffene das Recht personenbezogene Daten sofort löschen zu lassen. Lässt man diese Datenschutzrichtlinien wirken, so wird klar, dass die Artikel 6 und 9 der DSGVO keine tauglichen Rechtmäßigkeitsnormen darstellen. Selbst wenn es eine Ausnahmeregelung gibt, welche besagt, dass die personenbezogenen Daten im öffentlichen Interesse liegen (Jorzig & Sarangi, 2020, S. 138). Die Artikel 12 und 13 der DSGVO gestaltet sich als schwer umsetzbar. Ein Lösungsansatz kann der Artikel 89 der DSGVO sein, welcher eine sogenannte Öffnungsklausel beinhaltet. Weiterhin beinhaltet dieser Artikel ein Forschungsprivileg. Die personenbezogenen Daten werden daher für wissenschaftliche und historische Meilensteine genutzt und die Entwicklung von Robotik kann voranschreiten. Weiterhin können die Daten zu Archivzwecken oder für statistische Absichten genutzt werden (Jorzig & Sarangi, 2020, S. 139). Abschließend lässt sich nach aktueller Rechtsgrundlage sagen, dass die Verwendung von personenbezogenen Daten in Form von Robotersystemen aus wissenschaftlicher Sicht betrachtet werden muss und somit den Zweck darstellt. Die Wissenschaft und die Forschung haben einen enormen Stellenwert und bilden gleichzeitig die Basis der Rechtslage. Aus diesem

Grund muss Forschung und Wissenschaft immer weiter vorangetrieben werden und eine Öffnungsklausel aus der Sicht des Gesetzgebers ist sinnvoll (Jorzig & Sarangi, 2020, S. 140).

4.2 Autonomie und das Wahren der Privatsphäre im Umgang mit Pflegerobotern

Ein weiteres Thema neben dem Datenschutz, ist das Wahren der Privatsphäre und die Autonomie.
Individuen bauen sich über Jahrzehnte mit sehr viel Fleiß ihre eigene Privatsphäre auf. Menschen
lernen ihr Leben lang selbstständig zu sein und ihre eigenen Interessen und Bedürfnisse zu pflegen.
Bei hochaltrigen Pflegenden geht ein gewisses Maß an Autonomie und Privatsphäre mit den Einzug
in eine Pflegeeinrichtung verloren. Auf einmal müssen sie sich ein Mehrbettzimmer mit kranken äl-
teren Menschen teilen oder ihre Mahlzeiten in einem großem Speisesaal einnehmen. Dies nimmt
Einfluss auf den körperlichen aber vor allem seelischen Zustand der zu Pflegenden (Bossart, 2006,
S. 47).

Durch den Einzug in ein Pflegeheim kommt es zur Zunahme externer Kontrolle, zum Verlust indivi-
dueller Kontrollierbarkeit und somit zur Einschränkung der Selbstständigkeit, Autonomie und Unab-
hängigkeit. Diese Bereiche stehen eng mit der Privatsphäre des zu Pflegenden in Verbindung. Stark
präsente technische Robotersysteme, welche sich dauerhaft in der Wohnumgebung der zu Pflegenden befinden, können als Einschnitt in die Privatsphäre erlebt werden. Des Weiteren können digital
übermittelte Daten an Dritte Personen, z.B. das Pflegpersonal oder den Hausarzt, als Verletzung
der subjektiven Würde gesehen werden. Pflegebedürftige, die sich mit modernen Technologien pflegen und unterstützen lassen, sind gleichzeitig in gewisser Art und Weise immer kontrollierbar. Die
Abfrage der Vitalparameter, die Übermittlung der Blutzuckerwerte, Kontrolle der Flüssigkeitszufuhr
oder bestimmte Konversationen mit Robotersystemen sind hier zu benennen (Weidekamp-Maicher,
2021, S. 484). Laut bisherigen Erfahrungen definieren ältere Menschen Vertraulichkeit sehr unter-
schiedlich und abstrakt. Senioren müssen erst einmal praktische Erfahrungen mit den Robotersystemen sammeln, um eine Risikoeinschätzung für die Verletzung der Privatsphäre vorzunehmen. Ein
wahrgenommener Einschnitt in die Privatsphäre zeigt sich erst bei längerer Nutzung der Technologie. Erst retrospektiv ist es den zu Pflegenden möglich eine Bewertung der Privatheit vorzunehmen
(Lorenzen-Huber et al., 2011, S. 248). Sehen die zu Pflegenden ein gewisses Maß an Nützlichkeit
in der der Technologie, so werden Einschränkungen in der eigenen Privatsphäre eher weniger hin-
terfragt (Weidekamp-Maicher, 2021, S. 486).

Durch die Nutzung und Anwendung von sozialen und emotionalen Robotersystemen, wie z.B. durch
„Paro", können Ängste bezüglich der Einschränkung in der Privatsphäre bestehen. Hier kann es zur
Reduzierung der eigenen Handlungsfreiräume sowie zu eventuellen Täuschungen kommen (Ruf et
al., 2020, S. 1263). Weiterhin haben Robotersysteme Sensoren aller Art sowie Kameras, welche es
möglich machen den Pflegebedürftigen aufzuzeichnen und somit zu überwachen. Vor allem in sehr
intimen Momenten. Hier kann an die sog. Maschinenliebe gedacht werden, die den zu Pflegenden

Intimität und Zuwendung schenkt. Es ist möglich, dass solche speziellen Robotersysteme Profile von dem Nutzer erstellen und diese gegen ihn verwenden. Bestimmte Zielgruppen können diese für Nötigungs- oder Erpressungszwecke nutzen (Bendel, 2020, S. 232).

In der durchgeführten Studie von Lorenzen-Huber et al. (2011) wird klar, dass die Befragten einen deutlichen manifesten Nutzen der Technologie sehen müssen. Dann sind sie auch bereit einen Teil ihrer informationellen Autonomie aufzugeben sowie einen Eingriff in die Privatsphäre zuzulassen. Umso mehr die Selbstbestimmung in anderen wichtigen Lebensbereichen aufrechterhalten bleibt bzw. gewährleistet wird, desto höher ist die Bereitschafft auf die eigene Privatsphäre zu verzichten (Lorenzen-Huber et al., 2011, S. 248). Somit stellt die Nützlichkeit der Robotersysteme den wichtigsten Faktor für die Akzeptanz dar (Weidekamp-Maicher, 2021, S. 487).

5. Fazit

Aktuell besteht eine sehr hohe Heterogenität in unserer Gesellschaft und im Bereich der Geriatrie. Aus heutiger Sicht ist Deutschland noch weit von einer flächendeckenden und somit größeren Anwendungsbreite von Assistenzsystemen entfernt. Dieses ist im Vergleich zu Japan zu sehen. Durch die unterschiedlichen Bedürfnisse der Nutzer und deren Anwender kommt es zu keinem einheitlichen Konsens. Vielmehr ist es das Ziel, dass eine Annäherung zwischen Mensch und Maschine stattfindet. Die Forschung zeigt eine enorme Bandbreite von Robotersystemen für die unterschiedlichsten Anwendungs- und Funktionsbereiche auf. Eine gemeinsame pauschale Bewertung der Technologien ist daher eher ungünstig und nicht hilfreich (Heppner & Patzer, 2021, S. 24).

Laut „Pflege 4.0" sind sich die Diskussionsgruppen einig. Roboter in der Pflege stehen noch am Anfang. Um die Entwicklung und Etablierung voranzutreiben ist ein Umdenken der Beschäftigen unabdingbar, das laut den Teilnehmern zu erkennen ist. Es kommt zum Wandel der Einstellungen gegenüber der Robotersysteme. Alle Nutzer, die Betroffenen und die gesamte Bevölkerung müssen der modernen Technologie aufgeschlossen gegenüberstehen (Merda et al., 2017, S. 99). Prospektiv spielen technische Assistenzsysteme im Pflegealltag eine große Rolle und schon heute ist die Vernetzung zwischen Technik und Pflege nicht mehr wegzudenken. Wichtig ist es, dass die robotischen Systeme in der Pflegebranche eingeführt werden und hier nicht nur der technologische Entwicklungsstand gesehen werden darf. Nur durch die Anwendung im Feld kann die Integration der Pflegeroboter stattfinden und die ethischen Bedenken reduzieren (Fehling, 2019, S. 198).

Im Rahmen der repräsentativen Umfrage durch das Zentrum für Qualitätssicherung im Jahr 2018, konnte man deutlich sehen, dass 64% der Befragten Chancen bzw. eine Perspektive für die digitale Technik im Pflegesetting sehen. Darüber hinaus können sich 76% der Befragten vorstellen, dass Roboter im Bereich der Medikamenteneinnahme unterstützen können oder die zu Pflegenden an die Flüssigkeitszufuhr und Nahrungsaufnahme erinnern. Weiterhin können sich 74% eine Unterstützung bei der Kommunikation bzw. bei kognitiven oder körperlichen Trainings vorstellen. Hier ist die

Stoffrobbe „Paro" zu nennen oder die Aktivierungs- und Beschäftigungsangebote in dem langzeit-stationären Settings. Weitere 65% der Befragten sehen Robotersysteme als sinnvoll, welche den zu Pflegenden nach Stürzen aufhelfen. Durch die hohe körperliche Belastung, vor allem in der geriatri-schen Branche, kann dies als körperliche Entlastung gesehen werden. In Bezug auf die körperliche Entlastung sehen 60% der Befragten Robotersysteme, z.B. „Robear" als eine große Unterstützung. 60% können sich somit eine Entlastung bei Transfertechniken bzw. Positionierungen vorstellen (Lenz, 2018, S. 1). Schaut man sich diese Kennzahlen an, so wird klar, dass die konkrete Anwen-dung sowie Akzeptanz der Robotik bei echten pflegerischen Routineaufgaben kontinuierlich steigt (Fehling, 2019, S. 198).

Schon im Jahr 2010 wurde eine umfangreiche Studie durch die Fachhochschule Münster, den Mal-teser-Verbund und andere Krankenhäuser zum Thema „Was macht Pflegefachkräften unzufrieden?" durchgeführt (Buxel, 2011, S. 946). Grundsätzlich lässt sich sagen, dass sich die Mehrheit der Pfle-gefachkräfte stark belastet und erschöpft fühlt. Die zweithöchste Unzufriedenheit besteht mit 23,7% durch eine zu geringe Personaldecke und daraus resultierenden Personalmangel innerhalb einer Schicht. Aus dieser Ursache heraus fühlen sich 23,5% gestresst und machen daran ihre Unzufrie-denheit im Beruf fest (Buxel, 2011, S. 947). Aus dem heutigen Blickwinkel betrachtet kann man die These aufstellen, dass sich solche Unzufriedenheiten mit Pflegerobotersystemen reduzieren lassen. Viele Transportaufgaben, die Zeitressourcen kosten, können das Pflegefachpersonal zufriedener stimmen.

Letztendlich eröffnet die Digitalisierung in der Pflege und Medizin ein neues Tätigkeits- und For-schungsfeld. Es kommt zu einer Optimierung der Behandlung von zu Pflegenden, was vor allem im geriatrischen Bereich eine große Bedeutung erhält. Gerade ältere, multimorbide Menschen, welche eine kognitive sowie körperliche Einschränkung aufweisen, können von solchen technischen Ent-wicklungen profitieren. Aus diesem Grund kann man den Schwerpunktbereich von Pflegerobotern in der Altenpflege und in der Arbeit mit Demenzerkrankten legen. Zentral hierfür stehen die daten-schutzrechtlichen Anforderungen, welche jederzeit eingehalten werden müssen. Eine weitere große Herausforderung für den Pflegeheimbereich stellt die Finanzierung dar. Aktuell sind die Anschaf-fungs- sowie Instandhaltungskosten zu hoch (Heppner & Patzer, 2021, S. 24).

III.   Anhangsverzeichnis

Anhang A: Robear trägt eine Person (Wilkinson, 2015)

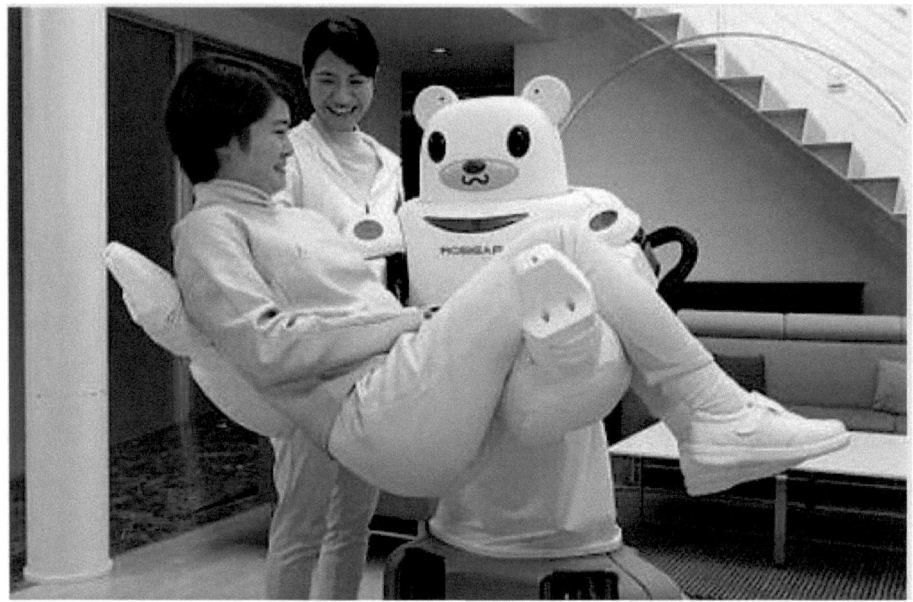

Anhang B: Paro eine Stoffrobbe als Emotionsroboter (Seal-Type Therapeutic Robot, n.d.).

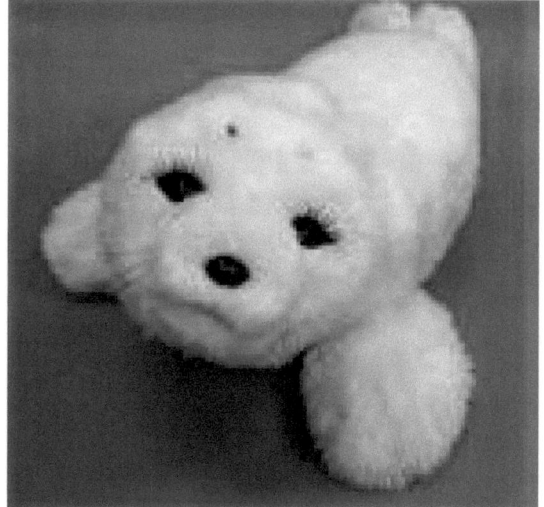

IV. Literaturverzeichnis

Alaiad, A. & Zhou, L. (2014). The determinants of home healthcare robots adoption: an empirical investigation. *International journal of medical informatics, 83*(11), 825–840. https://doi.org/10.1016/j.ijmedinf.2014.07.003

Ammerwerth, E. (2020). Die Zukunft selbst gestalten: Digitalisierung in der Pflege öffnet spannende Berufsbilder. *Pro Care, 25*(1-2), 6–8. https://doi.org/10.1007/s00735-020-1148-x

Becker, H., Scheermesser, M., Früh, M., Treusch, Y., Auerbach, H., Hüppi, R. A. & Meier, F. (2013). *Robotik und autonome Geräte in Betreuung und Gesundheitsversorgung.* vdf Hochschulverlag AG. https://doi.org/10.3218/3521-6

Bendel, O. (Hrsg.). (2018). *OPEN. Pflegeroboter.* Springer Gabler. http://www.springer.com/

Bendel, O. (2020). *Maschinenliebe.* Springer Fachmedien Wiesbaden. https://doi.org/10.1007/978-3-658-29864-7

Bossart, M. (2006). Pflegeheim: Privatsphäre auf dem Prüfstand, *84*(5). https://doi.org/10.5169/seals-724567

Buxel, H. (2011). Was Pflegekräfte unzufrieden macht: Wenig Zeit für die Patienten, keine Wertschätzung der Arbeit: Viele Schwestern und Pfleger sind frustriert. Wollen Krankenhäuser Fachpersonal gewinnen und binden, müssen sie die Arbeitsbedingungen attraktiver gestalten. *Deutsches Ärzteblatt, 108*(17), 946–948.

Classen, K., Oswald, F., Wahl, H-W, Heusel, C., Antfang, P. & Becker, C. (2010). Bewertung neuerer Technologien durch Bewohner und Pflegemitarbeiter im institutionellen Kontext: Befunde des Projekts BETAGT [Evaluation of new technologies by residents and staff in an institutional setting. Findings of the BETAGT project]. *Zeitschrift für Gerontologie und Geriatrie, 43*(4), 210–218. https://doi.org/10.1007/s00391-010-0126-5.

Compagna, D., Derpmann, S., Mauz, K., & Shire, K. A. (2009). *Zwischenergebnisse der Bedarfsanalyse für den Einsatz von Servicerobotik in einer Pflegeeinrichtung: Leitungs- vs. operative Ebene.* Universität Duisburg-Essen Campus Duisburg, Fak. für Gesellschaftswissenschaften, Institut für Soziologie. https://www.ssoar.info/ssoar/bitstream/handle/document/21696/ssoar-2009-compagna_et_al-zwischenergebnisse_der_bedarfsanalyse_fur_den.pdf?sequence=1&isAllowed=y&lnkname=ssoar-2009-compagna_et_al-zwischenergebnisse_der_bedarfsanalyse_fur_den.pdf

Davies, N. (2016). Can robots handle your healthcare? *Engineering & Technology, 11*(9), 58–61. https://doi.org/10.1049/et.2016.0907

Famira-Mühlberger, U. & Firgo, M. (2014). Die Entwicklung des öffentlichen Aufwandes für Pflegedienstleistungen: Projektion für die österreichischen Bundesländer, *87*(9), 643–652. https://ideas.repec.org/a/wfo/monber/y2014i9p643-652.html

Fehling, P. (2019). Entwicklungsstand der gegenwärtigen und künftigen technischen Assistenzsysteme. *Pflege & Gesellschaft, 24*(3), 197–259. https://eds-s-ebscohost-com.pxz.iubh.de:8443/eds/pdfviewer/pdfviewer?vid=3&sid=e040b1b4-4870-4093-a39b-278c110393d0%40redis

Geva, N., Uzefovsky, F. & Levy-Tzedek, S. (2020). Touching the social robot PARO reduces pain perception and salivary oxytocin levels. *Scientific reports, 10*(1), 9814. https://doi.org/10.1038/s41598-020-66982-y

Graf B. & Baumgarten S. (2019). *Serviceroboter-Technologien für die stationäre Pflege.* Fraunhofer-Institut. https://www.ipa.fraunhofer.de/content/dam/ipa/de/documents/Kompetenzen/Roboter--und-Assistenzsysteme/300_434_Serviceroboter-Technologien%20f%C3%BCr%20die%20station%C3%A4re%20Pflege.pdf

Heppner, H. J. & Patzer, K.H. (2021). Digitalisierung in der Geriatrie – vom Hörgerät zum Pflegeroboter: Gerade Senioren profitieren vom technischen Fortschritt. *Aktuelle Medizin-Consilium Geriatrie, 13*(163), 23–24. https://static-content.springer.com/pdf/art%3A10.1007%2Fs15006-021-0141-z.pdf?token=1645166305885--1f7c5813326a108bbc660699da7eeb762f1d640fa8f15d1c094a8774578162ae91b2b1ef5323543f74d234e65bcf3c542d3eb3921508f2fd666f49bea9daaa5b

Jorzig, A. & Sarangi, F. (2020). *Digitalisierung im Gesundheitswesen: Ein kompakter Streifzug durch Recht, Technik und Ethik.* Springer. http://www.springer.com/

Jung, M.I M., van der Leij, L. & Kelders, S. M. (2017). An Exploration of the Benefits of an Animallike Robot Companion with More Advanced Touch Interaction Capabilities for Dementia Care. *Frontiers in ICT, 4,* Artikel 16. https://doi.org/10.3389/fict.2017.00016

Klein, B., Graf, B., Schlömer, I. F., Roßberg, H., Röhricht, K. & Baumgarten, S. (2018). *Robotik in der Gesundheitswirtschaft: Einsatzfelder und Potenziale* (1. Auflage). medhochzwei Verlag. http://nbn-resolving.org/urn:nbn:de:bsz:31-epflicht-1756814

Kreis, J. (2018). Umsorgen, überwachen, unterhalten - sind Pflegeroboter ethisch vertretbar? In O. Bendel (Hrsg.), *OPEN. Pflegeroboter* (S. 213–228). Springer Gabler.

Kubek, V. (2020). Digitalisierung in der Pflege: Überblick über aktuelle Ansätze: Robotik. In Kubek, B. V., Velten, S., Eierdanz, F. & Blaudszun-Lahm, A. (Hrsg.), *Digitalisierung in der Pflege: Zur Unterstützung einer besseren Arbeitsorganisation* (S. 15–19). Springer Vieweg.

Kubek, B. V., Velten, S., Eierdanz, F. & Blaudszun-Lahm, A. (Hrsg.). (2020). *Digitalisierung in der Pflege: Zur Unterstützung einer besseren Arbeitsorganisation.* Springer Vieweg. https://doi.org/10.1007/978-3-662-61372-6

Lang, M. (2020). Serviceroboter: Pandemie führt zu verstärkter Nachfrage. *kma - Klinik Management aktuell, 25*(09), 64–65. https://doi.org/10.1055/s-0040-1717036

Lenz, T. (2018). *Bevölkerung ist für Technik-Einsatz in der Pflege offen.* Online unter: https://www.zqp.de/wp-content/uploads/ZQP_PI_DigitalisierungPflege.pdf

Loidl, A. *Pflegeroboter in der Stationären Altenpflege: Intelligente Technik zur Linderung des Pfle-genotstandes?* Universität Linz, Linz. https://epub.jku.at/obvulihs/down-load/pdf/3106337?originalFilename=true

Lorenzen-Huber, L., Boutain, M., Camp, L. J., Shankar, K. & Connelly, K. H. (2011). Privacy, Tech-nology, and Aging: A Proposed Framework. *Ageing International, 36*(2), 232–252. https://doi.org/10.1007/s12126-010-9083-y

Merda, M., Schmidt, K. & Kähler, B. (2017). *Pflege 4.0 – Einsatz moderner Technologien aus der Sicht professionell Pflegender: Forschungsbericht.* https://www.bgw-online.de/re-source/blob/20346/e735030f6178101cf2ea9fa14e1bc063/bgw09-14-002-pflege-4-0-ein-satz-moderner-technologien-data.pdf

PARO Therapeutic Robot. (2014). http://www.pararobots.com/

Pflegeroboter: Diskussion erwünscht (2018). *VDI Nachrichten* (43), 8. https://www-wiso-net-de.pxz.iubh.de:8443/document/VDIN__VDIN30DE350570474702AF3F5%2095A56300260%20001%7CVDIA__VDIN30DE350570474702AF3F5%2095A56300260%20001

Pijetlovic, D. (2020). *Das Potential der Pflege-Robotik: Eine systemische Erkundungsforschung. Systemaufstellungen in Wissenschaft und Praxis.* Springer Gabler. http://www.sprin-ger.com/ https://doi.org/10.1007/978-3-658-31965-6

Ruf, E. & Lehmann, S., Pauli, C. & Misoch, S. (2020). Roboter zur Unterstützung im Alter. *HMD Praxis der Wirtschaftsinformatik, 57*(6), 1251–1270. https://doi.org/10.1365/s40702-020-00681-0

Seal-Type Therapeutic Robot. (n.d.). *What is a Mental Commitment Robot?* http://paro.jp/?page_id=1044

Statistisches Bundesamt. (2022). *14. koordinierte Bevökerungsvorausrechnung für Deutschland: Variante 1: Moderate Entwicklung bei niedrigen Wanderungssaldo (G2L2W1)* [Altersaufbau 2022 & 2040]. https://service.destatis.de/bevoelkerungspyramide/in-dex.html#!y=2022&b=1943

Summerfield, M. R., Seagull, F. J., Vaidya, N. & Xiao, Y. (2011). Use of pharmacy delivery robots in intensive care units. *American journal of health-system pharmacy: AJHP: official journal of the American Society of Health-System Pharmacists, 68*(1), 77–83. https://doi.org/10.2146/ajhp100012

van Wynsberghe, A. (2013). Designing robots for care: care centered value-sensitive design. *Sci-ence and engineering ethics, 19*(2), 407–433. https://doi.org/10.1007/s11948-011-9343-6

Weidekamp-Maicher, M. (2021). *Menschen mit Demenz in der partizipativen Entwicklung von Technik.* Springer Fachmedien Wiesbaden. https://doi.org/10.1007/978-3-658-33381-2

Wilkinson, J. (2015). *The strong robot with the gentle touch.* https://www.riken.jp/en/news_pubs/re-search_news/pr/2015/20150223_2/